DES

SCIENCES MÉDICALES.

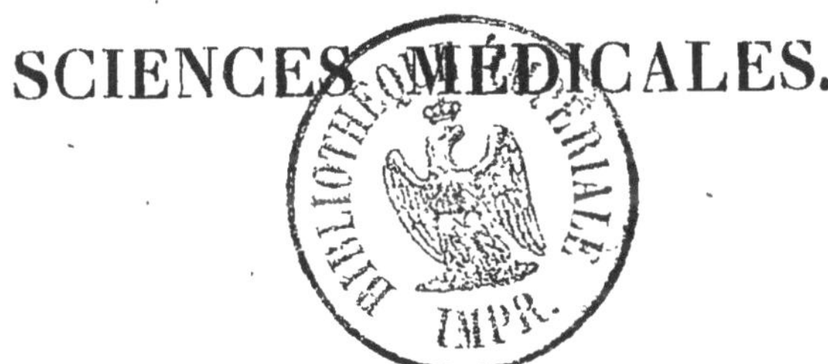

DES

PROGRÈS RÉCENTS

DES

SCIENCES MÉDICALES

ET DE L'INFLUENCE DE LA CLINIQUE SUR LEUR

DÉVELOPPEMENT

LEÇON D'OUVERTURE DU COURS DE CLINIQUE MÉDICALE

PAR M. B. TEISSIER.

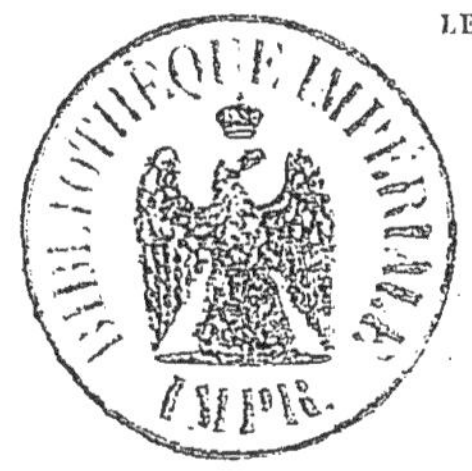

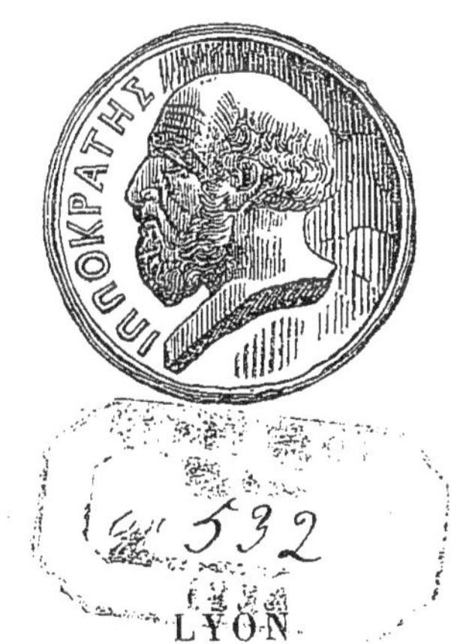

LYON

IMPRIMERIE D'AIMÉ VINGTRINIER

QUAI SAINT-ANTOINE, 56

——

1856

DES PROGRÈS RÉCENTS

DES

SCIENCES MÉDICALES

ET DE L'INFLUENCE DE LA CLINIQUE SUR LEUR

DÉVELOPPEMENT.

Au commencement d'un cours qui doit exiger de notre part une grande application et une grande assiduité, il est bon de nous retremper tous, maître et élèves, dans quelques-unes de ces pensées salutaires qui raniment le courage et excitent l'amour de l'étude. Dans ce but, j'ai pensé devoir consacrer cette première séance à quelques considérations d'un intérêt plus général qu'une leçon ordinaire de clinique, et j'ai choisi pour sujet l'examen de l'état actuel de la médecine, du mouvement que cette science a accompli dans ces dernières années, et du rôle que la clinique doit remplir dans ses progrès ultérieurs.

Si je ne me trompe, ce sujet doit vous intéresser tous, élèves ou médecins. Pour les élèves, ce sera un aperçu sommaire des nombreuses et brillantes applications qu'ils peuvent attendre des études auxquelles ils se consacrent; ce sera pour les médecins un résumé des connaissances qu'ils ont déjà acquises, un souvenir utile des faits les plus importants qu'ils ont étudiés. Pour les uns comme pour les autres, ce sera, je l'espère, un motif nouveau de zèle et d'attachement pour la science et pour l'art qu'ils ont embrassés.

Depuis quelques années, un certain nombre de journaux se plaisent à répéter que la médecine est aujourd'hui dans un état déplorable de confusion et d'incertitude, que le scepticisme s'infiltre dans tous les esprits par suite de l'absence de doctrine, et qu'enfin nous sommes tombés dans un état d'abaissement continu.

D'un autre côté, comme la calomnie finit toujours par porter ses fruits, beaucoup de jeunes médecins, découragés par le langage dangereux de ces écrivains imprudents, sentent leur foi médicale défaillir.

On a déjà compris la nécessité de combattre des opinions si erronées.

De belles pages ont été écrites sur cette matière et au sein même de cette école ; mon honorable collègue, M. Devay, en a fait le sujet de son dernier discours d'ouverture.

L'importance de cette question me fait désirer de mêler à mon tour ma voix à ce débat. Je voudrais surtout vous prémunir contre cette fâcheuse tendance d'exagérer l'incertitude et la confusion de notre science. Je voudrais montrer clairement et simplement par les faits que la médecine telle qu'elle est en réalité, non seulement n'est point tombée dans l'abaissement, mais qu'à aucune époque de son histoire elle n'a été aussi féconde en belles et grandes découvertes, et que les divergences dont on l'accuse à tort résultent de l'accumulation de matériaux considérables non suffisamment coordonnés et utilisés.

Les preuves ne manqueront pas à cette thèse.

I.

Et d'abord, je n'ai pas besoin de vous rappeler qu'avant
Bichat l'anatomie générale n'existait pas. L'anatomie descriptive, il est vrai, était très-avancée, grâce aux travaux
de Sœmmering, de Meckel, de Scarpa, de Vicq-d'Azyr, etc.,
mais l'anatomie de texture était complètement ignorée.
C'est Bichat qui le premier a décrit les tissus cellulaire,
muqueux, séreux, nerveux, glandulaire, etc., dont la
notion est si utile en médecine ; et depuis l'impulsion qu'a
donnée ce grand anatomiste, d'importantes découvertes
ont été faites par les micrographes, entre autres par
MM. Schwan, Mandl, Kœlliker, Lebert, Robin, Verdeil, etc.,
qui nous ont fait connaître d'une manière exacte la nature
élémentaire et moléculaire des tissus, et ont créé une nouvelle science, l'histologie. Les travaux de ces auteurs exer-
ceront, il n'en faut pas douter, une influence notable sur
les progrès de la médecine, parce que la connaissance des
éléments moléculaires de nos organes se lie étroitement
à la connaissance des phénomènes de la nutrition.

Ce que je viens de dire de l'anatomie est encore bien plus
vrai pour la physiologie. Cette branche de la science a pris
un grand essor depuis une trentaine d'années ; elle a été
presque entièrement remaniée, et c'est encore à Bichat que
cette impulsion doit être rapportée. Au commencement
de ce siècle, malgré les beaux travaux de Haller qui avait
étudié avec soin les propriétés organiques, la physiologie

vivait presque exclusivement d'idées métaphysiques sous l'empire des doctrines animistes de Stahl et de Barthez qui se partageaient les écoles. Bichat appliqua à la physio logie la méthode de recherches qu'il avait appliquée à l'anatomie : il fit un grand nombre d'expériences sur les animaux vivants, aussi peut-il être considéré à bon droit comme le chef de l'école expérimentale. Bichat donna ainsi à la physiologie un caractère positif qui a engendré de nombreuses et fécondes découvertes, auxquelles se rattachent principalement les noms de Legallois, Nysten, Charles Bell, Magendie, Edwards, Tiedmann et Gmelin, Longet, Cl. Bernard, etc. Les fonctions du système nerveux, notamment celles des cordons antérieurs et postérieurs de la moelle ont été l'objet des recherches les plus fructueuses. Charles Bell et Magendie ont jeté les premiers rayons de lumière sur ce point intéressant de la physiologie, et M. Longet, par ses ingénieuses expériences, a rendu cette lumière beaucoup plus vive. Tout récemment M. Brown-Sequard a fait connaître des faits nouveaux qui, rapprochés des recherches de M. Cruveilhier sur l'atrophie musculaire progressive, promettent de nous faire faire un pas de plus vers la vérité. La physiologie des organes respiratoires a fait également des acquisitions importantes. L'ingénieuse théorie de Lavoisier sur les phénomènes chimiques de la respiration a été l'objet de travaux nombreux qui ont fait reconnaître aujourd'hui que l'oxygène de l'air ne se combine pas avec le carbone dans le poumon même, que l'oxygène seul y est absorbé en nature, et que c'est dans les capillaires que se fait sa transformation en acide carbonique. Les recherches de Hutchinson et de M. Bonnet, de Lyon, ont fait connaître d'une manière exacte, par la spirométrie, la quantité d'air inspiré et expiré, suivant les conditions d'âge, de taille, de force, de santé ou de maladie. Nous avons sur l'exhalation de l'acide carbonique des notions précises. Ces faits constituent évidemment un progrès notable qui peut influer sur l'hygiène de la respiration et même sur la pathologie.

Qui ne connaît les récentes et précieuses découvertes sur les divers actes de la digestion ? Qui ignore, par exemple, les usages différents du suc gastrique, du suc pancréatique et du fluide biliaire ? Qui ne sait que la décomposition des aliments azotés, gras et féculents s'accomplit dans des régions distinctes de l'appareil digestif ? Et la théorie de la production du sucre par M. Cl. Bernard, les travaux de M. Poiseuille sur la pression du sang dans les vaisseaux et ceux de MM. Rouannet, Bouillaud, Beau, Faivre et Chauveau sur les bruits du cœur, ne sont-ils pas là pour témoigner de la marche incessamment progressive de la science de nos jours ?

Il y a trente ans, on croyait généralement que la combustion pulmonaire était la seule ou la principale cause de la chaleur animale. Aujourd'hui, les travaux de Brodie, Crawford, Cl. Bernard ont démontré d'une manière précise que la source véritable de la chaleur vient de la nutrition et des transformations qui s'opèrent dans les vaisseaux capillaires. Et à ce sujet, nous ne devons pas omettre de mentionner ici les recherches faites sur les fonctions de la peau, sur l'absorption et sur la respiration de cet organe important.

A toutes les époques de la science, on a vu la physiologie régnante exercer une influence marquée sur la médecine pratique. La théorie chimique de Sylvius de le Boé sur les fonctions du corps humain, amena la théorie chimique des maladies qui dura plus d'un siècle. La physiologie iatro-mécanique de Boerrhaave entraîna à son tour une pathologie où dominaient les théories mécaniques. L'irritabilité de Haller enfanta le système de Brown sur l'incitabilité comme cause essentielle de toutes les maladies, aussi bien que le système de Broussais sur l'irritation, dont le règne parmi nous touche presque à son déclin.

De même, il est impossible que les ouvrages de Magendie sur les phénomènes physiques de la vie, d'Edwards sur l'influence des agents physiques, de M. Brachet sur le système nerveux ganglionnaire, de MM. Liébig et Dumas sur la chaleur animale et sur la nutrition, de M. Cl. Bernard sur les fonctions digestives, n'influent pas à leur tour sur les méthodes d'observation, sur le diagnostic et sur la nature d'un certain nombre de maladies.

Comme l'anatomie générale, l'anatomie pathologique est en quelque sorte née d'hier. Inconnue des médecins du siècle dernier, elle ne commença qu'à Morgagni et ne dut son grand développement qu'aux recherches de Corvisart, de Laennec, de MM. Andral, Bouillaud, Louis, Cruveilhier, etc.; et tout récemment, MM. Mandl, Lebert, Andral et Gavarret, Becquerel et Rodier, Robin, etc., etc., lui ont fait faire un pas nouveau, en étudiant, à l'aide du microscope, les altérations des tissus élémentaires et les principes immédiats de ces tissus. Ce sont les micrographes qui ont démontré l'existence d'une phthisie granuleuse pulmonaire épithéliale, différente de la phthisie tuberculeuse et qui affecte le plus souvent une forme *galopante*. Ce sont eux qui ont montré l'existence des globules du pus dans le sang et dans l'urine, et la cellule cancéreuse qui a récemment donné lieu à tant de discussions.

Je ne puis énumérer ici tous les faits importants révélés par l'anatomie pathologique, sur les altérations du cerveau, des poumons, du cœur, de l'estomac, des intestins, du foie, des membranes séreuses, des veines, etc. — Je rappellerai seulement que la connaissance plus approfondie des altérations du sang a conduit à une distinction importante entre deux grandes classes de maladies, les pyrexies et les phlegmasies, naguère confondues par la doctrine physiologique; l'essentialité des pyrexies n'est plus aujourd'hui contestée.

La découverte des altérations des plaques de Peyer dans la plupart des fièvres graves, appelées autrefois fièvres muqueuses, putrides, ataxo-dynamiques est incontestablement un fait capital; elle a prouvé qu'un grand nombre d'états morbides qu'on croyait de nature différente doivent être rapprochés et considérés comme des variétés d'une seule et même maladie.

L'emphysème pulmonaire et la coïncidence de l'endocardite dans le rhumatisme articulaire aigu, sont également des découvertes dues aux investigations de nos contemporains. L'école moderne, celle surtout que l'on appelle l'école de Paris, livrée avec ardeur aux études ana-

tomiques , fait jouer un grand rôle aux altérations maté-
rielles des organes dans l'histoire des maladies ; peut-être
même en exagère-t-elle l'importance , sous la pression des
tendances anatomo-pathologiques.

Si nous interrogeons maintenant la physique et la chimie dans leurs rapports avec la médecine , nous verrons
qu'elles ont aussi apporté à l'art de guérir des secours
inattendus.

Les recherches modernes sur l'électricité, sur les causes
du dégagement du calorique, sur les lois de l'évaporation,
sur la lumière, sur l'augmentation ou sur la diminution de la
pression atmosphérique, ont été utilisées par les médecins.

Ainsi, la découverte faite par M. Becquerel, de la mul-
tiplication de l'électricité par des fils métalliques roulés en
spirale autour d'un cylindre, celle des courants d'induction
par M. Faraday ont engendré les appareils électriques de
M. Breton, de M. Duchenne de Boulogne et d'autres encore
qui rendent tous les jours de grands services à la médecine.

Les appareils calorificateurs et les bains de vapeurs ont
été notablement perfectionnés. Les bains d'air comprimé
de MM. Tabarié et Pravaz ont déjà des titres nombreux à
notre reconnaissance, et je ne doute pas que leur usage ne
se répande de plus en plus dans la pratique.

Est-il besoin de rappeler que c'est la connaissance des
lois physiques qui a conduit à l'invention du microscope
et que les progrès tout récents de l'anatomie normale ou
pathologique sont dus en grande partie au perfectionne-
ment de ce puissant instrument d'optique ? Indépendam-

ment des découvertes sur la nature intime de nos tissus, sur la composition de nos humeurs, que de notions précieuses eussent échappé à nos moyens ordinaires d'investigation sans les travaux des micrographes modernes ! C'est à ces travaux que nous devons de connaître la différence des granulations grises et des tubercules dans la phthisie, l'existence de la cellule dans le cancer, la présence des globules blancs dans le sang, celle du pus dans les liquides physiologiques altérés, celle enfin des zoospermes dans l'urine à la suite des pertes séminales confirmées.

Les conquêtes incessantes de la chimie ont bien plus d'importance encore. Si les bornes de la science ont été reculées en ce qui concerne les fonctions digestives et nutritives, c'est à la chimie que nous le devons. C'est elle qui nous a appris que les reins nous débarrassent surtout des produits azotés, et la respiration de l'excès de carbone ; c'est elle qui nous a fait connaître les transformations que subissent les matières alimentaires dans les organes digestifs ; c'est elle qui nous donne chaque jour les moyens de reconnaître la présence de l'albumine et du sucre dans l'urine ; la chimie a fait découvrir les altérations du sang, les changements dans les proportions de la fibrine, de l'albumine, des sels, du sérum, etc. ; elle nous a donné la clef de l'action d'un certain nombre de médicaments, du bicarbonate de soude dans la gravelle, de la magnésie dans les dyspepsies acides, du sous-nitrate de bismuth, dans les diarrhées avec production de gaz acide sulfhydrique, du charbon dans les dyspepsies nidoreuses, etc.

N'est-ce pas la chimie enfin qui a résolu la plupart des problèmes-obscurs de la toxicologie, en révélant à la justice des empoisonnements qui, sans elle, seraient restés toujours impunis.

Ainsi, de quelque côté que nous tournions nos regards, quelle que soit la branche des connaissances médicales que nous envisagions, nous constatons des progrès réels. Ces progrès ont dû nécessairement rejaillir sur la médecine proprement dite, la remuer profondément, multiplier les points de vue sous lesquels on peut envisager les faits morbides, et c'est probablement cette raison qui a fait dire à un certain nombre de médecins que notre science était tombée dans un état de confusion déplorable. De cette multitude de recherches qui n'ont pu être encore convenablement coordonnées devaient naître des opinions et des faits contradictoires. L'expérimentation moderne devait nécessairement heurter quelquefois les résultats consacrés seulement par la tradition. D'un autre côté, les problèmes de la médecine sont toujours si complexes que si l'on n'apporte pas une prudence extrême, on se laisse trop facilement entraîner à généraliser des faits qui ne sont que partiels ; c'est ce qui explique pourquoi, malgré les progrès de la science, les médecins sont encore aujourd'hui divisés sur les points les plus graves de la théorie et de la pratique.

Cependant, à vrai dire, les divisions ne sont ni plus nombreuses ni plus profondes qu'autrefois. Comme autrefois, les médecins se distinguent aujourd'hui en médecins dogmatistes et empiristes. Les dogmatistes se divisent en vitalistes et en organiciens lesquels se partagent à leur tour en humoristes, solidistes et pneumatistes.

Les discussions théoriques n'ont pas cessé d'être vives entre ces différentes sectes, et il ne pouvait en être autrement. Les travaux des anatomo-pathologistes et les résultats vraiment considérables auxquels ils sont arrivés , devaient naturellement leur faire attribuer une grande importance aux lésions organiques dans la cause des maladies.

Les médecins qui se sont livrés à la recherche des altérations des liquides, comme MM. Andral et Gavarret, Becquerel et Rodier, etc., et qui ont trouvé des altérations si importantes du sang dans les pyrexies et dans les inflammations ont dû faire revivre les idées humorales.

Par une réaction très-facile à comprendre, les vitalistes ont ravivé les idées doctrinales de Stahl et de Barthez.

Les leçons organiciennes de M. Bouillaud ont amené une magnifique défense du vitalisme par M. Lordat, et tout récemment les discours de M. Piorry sur l'organopathie ont provoqué d'ardentes protestations de la part de MM. Bousquet, Parchappe, Chauffard. etc. Enfin de part et d'autre la lutte a été animée ; comme toujours les deux partis ont commis des exagérations, et la victoire est restée aux médecins de bon sens qui, connaissant mieux la nature de l'homme, tiennent compte tout à la fois et des lésions organiques et des propriétés vitales.

Mais on n'est pas en droit de dire que ces discussions sont un témoignage de confusion. Et ce que je dis des vitalistes, des humoristes et des solidistes modernes, je pourrais en faire une thèse générale et soutenir que la plupart des systèmes pathologiques ou thérapeutiques qui divisent aujourd'hui les médecins représentent chacun un progrès dans une des branches des sciences médicales.

Mais ce qui prouve le mieux que la médecine n'est point tombée dans le chaos et la confusion, c'est que, même sous le rapport de la séméiologie et de la thérapeutique, l'art a fait de grands et récents progrès.

La séméiologie, comme vous savez, consiste à convertir en signes les symptômes des maladies; c'est la clef du diagnostic et par suite une des parties les plus importantes de la pathologie. Eh bien! les livres écrits sur ce sujet, il y a 25 ou 30 ans, comme ceux, du reste très-remarquables, de Double et de Landré-Beauvais sont au point de vue du diagnostic pathognomonique, d'une infériorité évidente; ce n'est que dans les ouvrages contemporains de MM. Louis, Chomel, Andral, Bouillaud, Piorry, Valleix, Grisolle, etc., qu'on peut trouver la précision des signes et l'exactitude des appréciations différentielles qui ont porté si loin la science actuelle du diagnostic.

Les caractères des différentes maladies du cerveau et de ses enveloppes, de l'apoplexie et du ramollissement cérébral, sont aujourd'hui connus d'une manière beaucoup plus certaine ; il en est de même des affections de la moëlle, des diverses espèces de névralgies, de l'atrophie musculaire progressive, etc., etc.

Les affections des voies respiratoires surtout et celles du

cœur sont arrivées, pour le diagnostic, à un degré de certitude presque complet ; la pleurésie, la phthisie commençante , l'emphysème pulmonaire , la bronchite capillaire , les formes complexes de pneumonie avec le secours si précieux de l'auscultation et de la percussion n'offrent plus d'obscurité aux médecins instruits. Nous sommes bien loin du temps où l'un des plus grands observateurs dont s'honore la médecine, Baglivi, l'Hippocrate romain, écrivait ces mots : « *O quantum difficile est curare morbos pulmonum ! O quanto difficilius eosdem cognoscere et de iis certum dare præsagium !* » Il en est de même des affections du cœur. La connaissance de l'endocardite et des lésions des orifices du cœur est de date toute récente. Les caractères de la maladie de Bright, du diabète, des espèces variées de la gravelle, ont acquis un degré de perfection que nos devanciers ne connaissaient pas. La chlorose , l'anesthésie , l'analgésie n'ont été bien dessinées que par les observateurs de notre époque. Enfin les empoisonnements, grâce aux belles recherches et aux expériences d'Orfila, sont aujourd'hui décrits avec une netteté qui ne laisse rien à désirer. — Certes, ce sont là de grands et d'utiles progrès ; ils établissent, si je ne me trompe, la preuve la plus éclatante du caractère positif qu'a pris la médecine contemporaine.

Je ne crains pas d'affirmer que la thérapeutique, c'est-à-dire la plus difficile, la plus ardue de toutes les branches des connaissances médicales a marché aussi d'un pas rapide dans la voie du progrès. Cette proposition est celle

BIBLIOTHÈQUE IMPÉRIALE

2

qu'il importe le plus d'établir rigoureusement ; car on admet volontiers que la médecine a fait des progrès comme science descriptive et didactique ; mais ce qu'on nie surtout c'est qu'elle ait progressé comme art de guérir. J'espère montrer péremptoirement que cette opinion est fausse et injuste.

Les expérimentations ingénieuses, tentées mille fois de nos jours pour découvrir les effets physiologiques et thérapeutiques des médicaments, ont donné des résultats pratiques d'une haute valeur. Sans parler de la découverte de la quinine, de la strychnine, de la morphine, de la vératrine, qui rendent tous les jours aux praticiens de si grands services et dont la découverte a été faite à une époque bien rapprochée de nous, nous pouvons citer avec honneur l'iode, qui reçoit chaque jour, en chirurgie comme en médecine, de nouvelles et si heureuses applications. L'iode on le sait, a été employé avec le plus grand succès contre les affections strumeuses, contre le goître, dans les hydropisies articulaires, abdominales, pleurétiques, et contre les syphilis tertiaires ; et l'on peut dire que ce n'est pas un de ses moindres titres que d'avoir détrôné le mercure dans le traitement de ces affections.

L'huile de foie de morue est une acquisition toute récente, et déjà on lui doit les cures les plus brillantes dans les affections scrofuleuses des enfants, dans les paralysies des membres inférieurs, dans le rachitisme des jeunes sujets, dans les phthisies pulmonaires commençantes, dans certaines formes de rhumatismes anciens, etc., etc.

Le sous-nitrate de bismuth est aussi d'une utilité inconnue de nos devanciers. Son action bienfaisante dans les gastralgies, dans les diarrhées aiguës et les dyspepsies acides et putrides , est aujourd'hui constatée par tous les médecins qui sont au courant de la science.

L'introduction du manganèse, dans la thérapeutique, comme succédané des préparations ferrugineuses , et celle de l'arsenic, comme succédané de l'écorce de kina , reçoivent chaque jour la sanction des hommes les plus compétents.

La pepsine, que M. Lucien Corvisart a inaugurée dans la pratique , compte déjà de beaux succès dans certains cas de consomption , de vomissements incoercibles, de lienterie chez les enfants.

L'hydrothérapie , les bains d'air comprimé ont rapidement conquis la consécration de l'expérience. — Les eaux minérales ont été beaucoup mieux étudiées par nos contemporains : leurs indications sont mieux connues et constituent aujourd'hui une des ressources les plus importantes de la thérapeutique, surtout contre les affections diathésiques. Enfin ai-je besoin de rappeler les merveilleuses applications de l'anesthésie par le chloroforme et par l'éther, une des plus belles conquêtes des temps modernes?

Il n'est pas jusqu'au traitement de l'aliénation mentale, si longtemps l'écueil redouté de la thérapeutique, qui ne doive aux études de la physiologie et de la psychologie modernes une véritable rénovation. Grâce à l'initiative hardie et généreuse imprimée à la fin du siècle dernier par Daquin et Pinel, une ère nouvelle a brillé pour les aliénés. Consultez les ouvrages écrits sous l'inspiration de la *Philosophie de la folie* et du *Traité philosophique de l'aliénation mentale*, ceux surtout dus à MM. Esquirol, Ferrus, Falret, Leuret, Parchappe, Brierre de Boismont, Baillarger; parcourez les asiles créés par la loi tutélaire de 1838 ; vous serez étonnés des résultats prodigieux obtenus par l'éducation, la musique et les autres moyens de réhabilitation intellectuelle et morale.

Ne sont-ce pas là des progrès positifs et admirables et peut-on dire qu'un art qui possède tant de ressources et qui les voit s'accroître tous les jours tombe dans un état d'abaissement?

II.

Cependant malgré les progrès incontestables de la science contemporaine, on ne peut se le dissimuler, la pathologie et la thérapeutique présentent encore bien des points obscurs et controversés.

Pour beaucoup de maladies, il est vrai, les opinions sont divisées quand il s'agit d'expliquer leur nature ou leurs causes prochaines ; mais ces divergences doivent-elles nous surprendre ou nous décourager ! Est-il étonnant qu'elles se rencontrent dans les problèmes si complexes de la médecine, puisque nous les trouvons également dans les sciences, morales et politiques, et jusque dans les sciences physiques , dont l'objet paraît plus accessible à notre intelligence ? D'ailleurs, le champ des découvertes n'est pas fermé ; celles qui ont été faites dans le passé nous en promettent de nouvelles pour l'avenir ; les travaux commencés et poursuivis sans relâche, il n'en faut pas douter, nous assurent une marche continue vers le progrès.

La route suivie par nos devanciers nous conduira plus sûrement que toute autre à mieux connaître la nature et les causes si mystérieuses de la plupart des maladies. Continuons de nous livrer avec ardeur à l'étude de la physiologie pour mieux connaître les fonctions de la vie normale dont le trouble constitue la maladie, à l'étude de l'anatomie pathologique, où tant de points obscurs restent encore à éclaircir. Attachons-nous principalement à l'observation patiente des symptômes morbides en nous efforçant d'y apporter un jugement sain et dégagé de tout système ; gardons-nous de faire plier la nature de l'homme à des idées théoriques ou hypothétiques. L'étude de l'organisme humain doit embrasser tout ce qui le compose, et ne pas se restreindre à l'une de ses parties ; il faut y voir, comme cela existe en réalité, des parties solides et des parties liquides aussi bien que des forces qui constituent la vie et président au fonctionnement des organes.

C'est donc par la connaissance approfondie des données de la physiologie et de l'anatomie pathologique, non moins que par la recherche exacte des causes et de l'enchaînement des phénomènes qu'on peut discerner, en nosologie, le vrai du faux.

Ainsi, pour la fièvre typhoïde, les uns la considèrent comme le résultat d'une inflammation folliculeuse des in-

iatromécaniciens affirment n'avoir pas d'autre guide ; et cependant combien peu en suivent les préceptes.

En général, on se fait de singulières illusions. On croit faire de la bonne observation en rapportant aux médications employées tous les succès qu'on obtient. Voici un sujet atteint de rhumatisme articulaire aigu ; on lui administre la vératrine, la teinture de colchique, le nitrate de potasse, ou bien encore l'opium ; le malade guérit en deux ou trois septenaires , et l'on attribue au médicament tout l'honneur de la guérison ; c'est-à-dire qu'on se laisse éblouir par le résultat et qu'on oublie trop facilement qu'il y a en nous une force vive, qui fréquemment suffit à elle seule pour guérir. C'est cette force qu'Hippocrate appelait la nature médicatrice et que , suivant les systèmes , on a tour à tour exagérée ou niée. Les fièvres éruptives, les fièvres catarrhales simples , le rhumatisme articulaire aigu, la plupart des angines , et jusqu'aux fièvres typhoïdes et aux pneumonies bénignes , toutes ces maladies peuvent guérir sans l'intervention de l'art, ou par les seules ressources diététiques.

Il faut donc tenir compte de ces faits dans une bonne et saine observation. Dans le cours de ce semestre , je me propose d'appeler souvent votre attention sur les maladies qui ne réclament ainsi qu'une médecine expectante sagement entendue. Mais qu'on n'aille pas dénaturer le sens de mes paroles et me faire dire que la nature médicatrice suffit dans toutes les maladies. Loin de moi cette pensée.

La règle est celle-ci : il faut, avant tout, observer la marche naturelle des maladies ; et si cette marche est ré-

-gulière, si elle fait présager une issue favorable, peu éloi-
gnée, il faut la respecter et ne lui opposer aucune médication énergique ; les saignées, purgatifs, émétiques, vési-
catoires, ne pourraient que la rendre moins normale, ame-
ner des complications et prolonger la convalescence. Je
suis convaincu qu'aucune médication n'a la puissance
de faire avorter ou même d'abréger une fièvre muqueuse,
une fièvre typhoïde ou un rhumatisme articulaire aigu
bien déclarés ; mais je pense que l'art peut intervenir
d'une manière efficace toutes les fois qu'il s'agit d'une
maladie, même simple dans la forme, mais qui n'a pas
un cours régulier et qui peut se répéter ou se prolonger
sans limites définies, comme la névralgie continue ou in-
termittente, la colique saturnine, l'hystérie, la chlorose,
la syphilis, etc., et surtout toutes les fois qu'il s'agit d'une
maladie présentant quelques complications. Ainsi, dans
les fièvres éruptives elles-mêmes qui sont de toutes les
maladies aiguës celles dont on peut le moins abréger la
durée, du moment qu'elles se compliquent d'état saburral,
de fièvre rémittente, d'hémorrhagie, d'inflammation, d'a-
dynamie, d'ataxie, etc., les ressources de la thérapeutique deviennent non seulement nécessaires mais quelquefois vraiment merveilleuses.

Comment remplir ces indications ? Les connaissances
physiques et chimiques non plus que l'anatomie pathologique ne peuvent être ici que d'un bien faible secours ;
l'observation clinique seule peut donner les véritables bases
du traitement. C'est par la détermination rigoureuse des
éléments morbides, des causes, de la nature et du type

des maladies ; c'est par l'appréciation des conditions sthéniques ou asthéniques des forces, de l'état des voies digestives et des centres nerveux ; c'est enfin par l'étude sévère des troubles fonctionnels qu'on découvre avec certitude les indications les plus rationnelles et les plus fécondes.

Un exemple va me faire comprendre : que la fièvre typhoïde contre laquelle il n'existe pas de spécifique connu ait une marche simple et régulière ; elle guérira par les seuls efforts de la nature ; le médecin n'aura pas besoin d'intervenir. Mais que cette affection se complique aux diverses périodes de son développement, d'embarras gastrique, d'accidents nerveux ataxiques ou d'accès rémittents graves, les vomitifs, les purgatifs, le musc et la valériane, le quinquina et son alcaloïde produiront, suivant le cas, des effets sûrs et rapides.

Mais malgré l'analyse la plus exacte des éléments morbides, le praticien peut se trouver indécis devant des opinions divergentes. Il faut toutefois distinguer. La divergence des avis n'implique pas toujours la contradiction. Un homme est frappé d'apoplexie ; tous reconnaissent qu'il faut faire cesser la compression cérébrale ; les uns prescrivent les émissions sanguines, les autres le calomel : ceux-ci les purgatifs drastiques, ceux-là les simples dérivatifs ; tous s'accordent dans un but commun qu'ils atteignent par des moyens divers.

Parfois cependant la contradiction est flagrante ; des praticiens d'un mérite égal sont rangés dans des camps opposés. L'autorité des grands maîtres peut seule alors décider la question et l'on ne doit jamais hésiter entre la tradition consacrée par la longue expérience des siècles et l'opinion individuelle si haute qu'elle soit par le talent ou par l'éloquence. Qu'un homme de mérite soutienne tant qu'il voudra l'inutilité des exutoires dans les maladies chroniques, le prestige de sa parole ne prévaudra pas dans votre esprit contre le témoignage des médecins célèbres de tous les temps qui en ont mille fois constaté les avantages.

Et d'ailleurs, si faible que soit l'expérience personnelle, lorsque cette expérience faisant un sage emploi de la méthode numérique, tour à tour trop pronée et trop dédaignée, *nombre et pèse* les faits qu'elle a laborieusement recueillis, son autorité doit compter dans la balance et faire cesser lorsqu'il faut agir une décision encore hésitante.

Vous pouvez plus encore. Par des expérimentations rationnelles, nombreuses et persévérantes, il vous est donné d'agrandir le champ de la thérapeutique. Qui peut douter que de nouveaux observateurs, transportant de la pathologie pure à la thérapeutique l'esprit sagace et rigoureux des Louis, des Chomel, des Andral et des Cruvelhier ne fissent faire à l'art d'employer les remèdes les mêmes progrès qui, sous la forte impulsion de ces hommes éminents ont signalé la science du diagnostic? D'utiles publications vous conduiront dans cette voie vers le but définitif de votre carrière. Le Traité de MM. Trousseau et Pidoux qui résume, en les éclairant, les travaux des anciens et des modernes, et le Bulletin de thérapeutique, dépôt précieux où se recueille, comme en un vaste réservoir, le produit quotidien de toutes les tentatives de la matière médicale, seront entre vos mains le guide de l'expérience pratique que vous viendrez chercher au lit des malades.

Mais il ne faut pas vous faire illusion et vous flatter d'une espérance chimérique. Quels que soient votre science et votre talent, vous rencontrerez beaucoup d'affections rebelles à vos efforts : toujours il y aura des maladies incurables. La médecine, si efficace qu'elle soit, a ses limites. Là où la nature, vaincue par le mal, ne répond plus à l'action du remède, l'art se déclare impuissant et il faut reconnaître les bornes de son empire comme son inévitable imperfection.

A ceux qui vous feraient un reproche de cette impuissance et de cette imperfection, répondez hardiment que la science et la certitude absolues ne sont pas de ce monde. Demande-t-on au navigateur qui explore toutes les mers la sécurité du voyage, à l'ingénieur qui creuse une mine l'assurance des résultats, à celui qui jette un pont sur le sable l'infaillibilité de la base? Et pourtant, la géographie, la géologie, l'hydrodynamique, ont des lois établies et invariables. Le médecin aurait-il à répondre à plus d'exigences? Sans cesse aux prises avec les difficultés mystérieuses et changeantes de la maladie, et armé d'une science imparfaite dont les plus beaux génies n'ont pu fixer les lois, nécessairement contingentes comme celles de l'être malade qui en est l'objet, le médecin, moins que tout autre peut-être, est sûr de son œuvre ; il ne doit répondre que de ses connaissances laborieusement acquises, de son zèle et de ses efforts. Cependant, telle qu'elle est, la médecine rend tous les jours assez de services pour que ceux qui s'y consacrent l'étudient avec courage et persévérance ; et n'eût-elle d'autre rôle à remplir que de guérir seulement quelquefois, comme on le dit, mais de soulager souvent et de consoler toujours, ce rôle serait encore assez beau et assez enviable.

Le tableau que nous venons de faire de l'état actuel de la médecine est en même temps une exposition de principes et comme une profession de foi médicale. Certes, nous attachons une grande importance à l'étude des signes physiques des maladies, à la connaissance des lésions anatomiques et à l'analyse des transformations chimiques qui s'opèrent au sein de l'organisme, comme en un laboratoire vivant où chaque opération doit fixer nos regards. Mais nous tenons bien plus grand compte de l'observation clinique et de l'expérience des siècles. Pour nous, la nature des maladies n'est pas seulement révélée par la lésion matérielle des organes, elle l'est encore et plus utilement par l'altération physique des humeurs, par la perturbation des forces vitales et par les résultats de la médication.

Nous appartenons donc essentiellement à l'école hippocratique, à cette école d'observation de la nature qu'ont tour à tour illustrée Sydenham, Fernel, Baillou, Baglivi et tous les grands maîtres de l'art de guérir. Sans renier aucun des progrès de la science moderne, nous nous éloignons également de toute doctrine exclusive, vitaliste ou organicienne, persuadé que toute théorie absolue sur la cause prochaine des maladies, par là même qu'elle sup-

pose démontré ce qui ne l'est pas, conduit en thérapeutique à des applications contraires à l'observation des phénomènes et aux lois de la nature. L'étude patiente des
affections morbides, de leurs signes essentiels, de leur
marche et de leur guérison à l'aide de cette force médicatrice qui lutte contre le mal, qui suffit souvent à le vaincre
et sans laquelle aucun traitement ne saurait être efficace,
est toujours à nos yeux, comme au temps d'Hippocrate,
la seule méthode par laquelle on puisse accomplir le progrès sans crainte de s'égarer et de faire rétrograder la
science.

Tant que vous prendrez cette méthode pour guide soyez
assurés, Messieurs, que la médecine ne sera point pour
vous une source de contradictions et d'erreurs, et que vous
serez à l'abri de théories brillantes mais trompeuses, qui,
semblables à des météores errants, illuminent un instant
l'horizon de la science, sans laisser de trace de leur
passage.

www.ingramcontent.com/pod-product-compliance
Ingram Content Group UK Ltd.
Pitfield, Milton Keynes, MK11 3LW, UK
UKHW020134080726
13614UKWH00005B/2230